DE L'INFLUENCE

DU

STRABISME

SUR

L'EXERCICE DE PLUSIEURS PROFESSIONS.

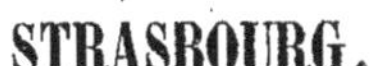

MÉMOIRE

PRÉSENTÉ A L'ACADÉMIE ROYALE DE MÉDECINE BELGE

PAR

CH. J. F. CARRON DU VILLARDS,

Chirurgien-oculiste des armées sardes, Commandeur et Chevalier de divers ordres, Élève de l'école spéciale ophthalmologique de Pavia, Membre de l'Académie royale des sciences de Turin, Membre correspondant des Sociétés de médecine d'Anvers, Bologna, Bruges, Bruxelles, Gand, Hainaut, Loire-Inférieure, Louvain, Lyon, Malines, Marseille, Montpellier, Moselle, Nouvelle-Orléans, Toulouse, des Sociétés royales, sciences et arts de l'Ain, de l'Aube, du Haut-Rhin, de Mâcon.

STRASBOURG,

DE L'IMPRIMERIE D'ÉD. HUDER, RUE DES VEAUX, 27.

1847.

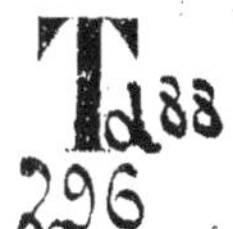

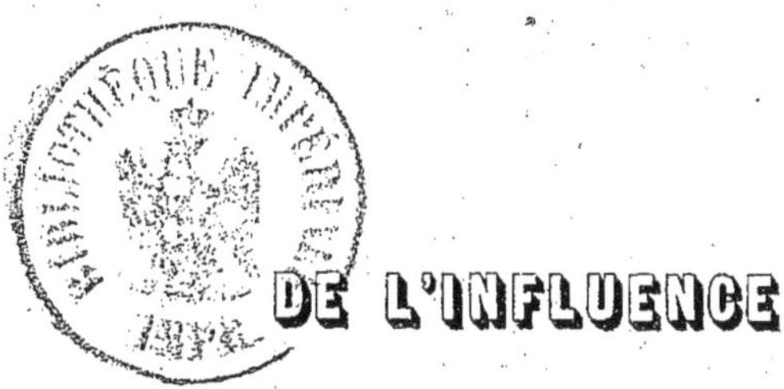

DE L'INFLUENCE

DU STRABISME

SUR

L'EXERCICE DE PLUSIEURS PROFESSIONS.

DE L'INFLUENCE

DU

STRABISME

SUR

L'EXERCICE DE PLUSIEURS PROFESSIONS.

MÉMOIRE

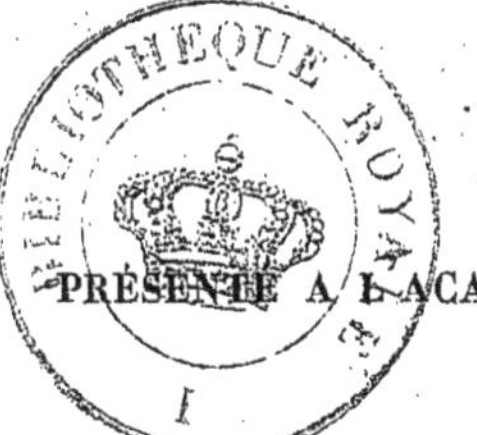

PRÉSENTÉ A L'ACADÉMIE ROYALE DE MÉDECINE BELGE

PAR

CH. J. F. CARRON DU VILLARDS,

Chirurgien-oculiste des armées sardes, Commandeur et Chevalier de divers ordres, Élève de l'école spéciale ophthalmologique de Pavia, Membre de l'Académie royale des sciences de Turin, Membre correspondant des Sociétés de médecine d'Anvers, Bologna, Bruges, Bruxelles, Gand, Hainaut, Loire-Inférieure, Louvain, Lyon, Malines, Marseille, Montpellier, Moselle, Nouvelle-Orléans, Toulouse, des Sociétés royales, sciences et arts de l'Ain, de l'Aube, du Haut-Rhin, de Màcon.

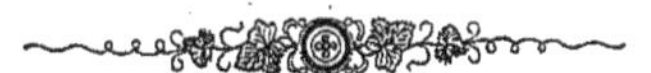

STRASBOURG,

DE L'IMPRIMERIE D'ÉD. HUDER, RUE DES VEAUX, 27.

1847.

DE L'INFLUENCE

DU STRABISME

SUR L'EXERCICE

DE QUELQUES PROFESSIONS.

⸺⸱◦◦◦⸱⸻

MÉMOIRE PRÉSENTÉ A L'ACADÉMIE ROYALE DE MÉDECINE BELGE

PAR

Ch. J. F. Carron du Villards,

> L'œil, c'est l'homme !
> *(Proverbe arabe.)*

Après avoir fait plus de trois mille opérations de strabisme par un procédé que je crois le meilleur (1), mes convictions sont tellement arrêtées sur les avantages et les heureux résultats de cette opération, que je pose en principe que c'est une des plus brillantes conquêtes de la chirurgie moderne.

(1) Voir sa description à la fin de ce mémoire.

Le but de ce travail n'est point cependant de discuter la valeur de cette opération ou la préférence à accorder à tel ou tel procédé, mais bien de faire connaître l'influence de cette difformité sur l'exercice de certaines professions.

La beauté, l'harmonie, la fermeté du regard, dépendent de l'isochronisme parfait dans le mouvement des yeux. Toutes les fois qu'il y a interruption et même suspension à peine sensible dans l'ensemble de leurs mouvements, il se manifeste une difformité assez connue sous le nom de strabisme et qui prend dans chaque pays, surtout dans le vocabulaire du peuple, une désignation plus ou moins pénible ou injurieuse pour ceux qui sont atteints de cette difformité; aussi ne doit-on pas être étonné du grand nombre de personnes qui ont cherché à s'en débarrasser.

Les femmes principalement redoutent tout ce qui tend à diminuer leurs avantages et leurs moyens de plaire. Il en est bien peu, quelque jeunes, quelque jolies qu'elles soient, qui se contentent de la fiche de consolation que leur offrent ou leurs parents ou leurs admirateurs en leur disant qu'il y a beaucoup de distinction dans le regard à la Montmorency; on sait que, dans cette illustre famille comme dans beaucoup d'autres moins élevées, le strabisme se transmettait héréditairement. Cependant les anciens peignirent (1) Vénus louche *(straba)* par une raison que je n'ai jamais pu concevoir. Car une femme qui louche, quoique fort belle du reste, n'en est pas moins à mes yeux une femme contrefaite, et je suis persuadé que, si Vénus avait eu réellement la puissance d'une déesse, elle n'aurait pas manqué de faire

(1) CASANOVA, *Mémoire*, tome III, p. 366. Édit. Charpentier. Paris, 1843.

éprouver son ressentiment au Grec bizarre qui, le premier, osa la figurer avec un regard de travers.

Ceci posé, nous allons entrer en matière, en examinant l'influence du strabisme;

1° Sur l'état militaire dans diverses armes;

2° Sur la profession dramatique;

3° Sur l'art oratoire, le barreau, la chaire, l'enseignement public et particulier;

4° Enfin sur l'exercice de quelques professions libérales, artistiques et industrielles.

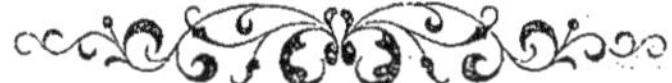

CHAPITRE PREMIER.

Influence du strabisme sur l'état militaire.

Tant que j'ai cru, avec beaucoup d'autres personnes, que le strabisme n'apportait aucun obstacle à la vision, je n'ai fait aucune difficulté d'accepter pour le service militaire les conscrits atteints de cette difformité. Ce n'est qu'après avoir constaté si souvent que les louches voient en général très-mal de l'œil dévié que je me suis demandé si un individu atteint de strabisme remplissait les conditions voulues pour l'aptitude au service militaire. L'expérience m'a bientôt appris que cette déviation oculaire était un obstacle matériel, que l'on devait prendre en considération et pour lequel on devait créer un chapitre spécial dans les instructions sur les difformités ou infirmités qui entraînent l'incapacité pour le service militaire.

C'est sous l'influence de cette pensée que j'ai entrepris une série d'observations, dont j'ai communiqué les premières données à la Société des sciences médicales de la Moselle, et dont je viens aujourd'hui soumettre le complément à l'Académie royale de médecine de Belgique.

MM. Maillot, professeur à l'hôpital d'instruction de Metz, et Puel, chirurgien de l'état-major de cette place, ont bien voulu, dans leur dernier ouvrage, mentionner cette communication, qui a été reproduite dans plusieurs recueils scientifiques (1).

(1) *Aide-mémoire des médecins et chirurgiens militaires,* par MM. Maillot, professeur à l'hôpital militaire de Metz, et Puel, chirurgien de l'état-

En France, elle a déjà porté ses fruits; car, dès cette époque, l'on n'a plus voulu accepter comme remplaçants les individus atteints de strabisme prononcé, circonstance dont ont habilement tiré parti les agents de l'Alsace, qui font le commerce des remplaçants et traitent à très-bon marché avec de beaux hommes refusés pour cause de strabisme, qu'ils font ensuite opérer. J'ai été, à plusieurs reprises, chargé de ces opérations sans en connaître le motif et l'origine.

Que demande-t-on au fantassin? Qu'il se serve avec avantage de son arme pour l'attaque et pour la défense. Or, tout soldat qui louche de l'œil droit étant incapable de se servir de son fusil pour attaquer ou se défendre à distance, se trouve par là inhabile au service de cette arme.

En effet, tous les règlements pour l'exemption du service de l'infanterie, et dans beaucoup de pays ce paragraphe s'étend à la cavalerie et à l'artillerie, disent qu'un homme privé de l'œil droit est incapable de servir dans l'infanterie, parce qu'il ne lui est pas possible de viser et d'ajuster son coup de feu; il en est de même pour les diverses armes de la cavalerie où l'on porte et où l'on se sert de la carabine ou du mousqueton.

Je n'ai jamais vu un louche qui se fit ou non opérer, sans lui demander s'il lisait et voyait aussi bien de son œil dévié que de l'autre, et toujours sa réponse a été affirmative. Mais lorsque je l'amenai à la preuve, c'est-à-dire à l'expérimentation unioculaire, il devenait évident, pour l'expérimenta-

major de la ville de Metz. (Imprimerie de Verronnais.) — *Compte-rendu des travaux de la Société des sciences médicales de la ville de Metz. 1843.* (Même imprimerie.) — *Annales d'oculistique.* (Même année.)

teur et pour le louche sur lequel on expérimentait, que la vision s'exerçait mal sur l'œil dévié.

C'est pour acquérir une entière certitude que je soumis ces observations à quelques officiers supérieurs d'infanterie, parmi lesquels je place en première ligne, MM. les colonels du 52me de ligne, du 13me d'infanterie légère de France et le chef de bataillon du 1er bataillon des chasseurs d'Orléans. Grâce à leur obligeance, il me fut permis de vérifier les registres de cible de ces régiments, sur lesquels je puisai la certitude matérielle, que les soldats atteints de strabisme ne touchaient jamais la cible en épaulant leurs fusils à droite, manœuvre que l'on peut tolérer dans le tir individuel, mais impossible dans les feux ordinaires. En outre, le soldat qui épaule à gauche avec un fusil ordinaire est exposé à recevoir dans les yeux les crachements du bassinet pour les armes de l'ancien système et les éclats de capsules avec les fusils à percussion, ce que j'ai vérifié souvent.

J'ai opéré un grand nombre de sous-officiers et de soldats louches, et tous ont avoué n'avoir jamais touché la cible en épaulant à droite, tandis qu'ils faisaient de beaux coups en tirant à gauche. Plusieurs d'entre eux sont même devenus d'habiles tireurs.

Dès cette époque, j'ai vu dans les armées sardes, françaises, hollandaises, austro-italiennes un grand nombre de soldats louches de l'œil droit, inhabiles au tir isolé, et qui ont acquis cette faculté après avoir subi l'opération du strabisme.

Un soldat qui louche de l'œil droit, dans le tir ordinaire, en ligne ou en tirailleur, devient un soldat inutile, par conséquent emportant avec lui un cas de réforme.

Une fois que l'attention est fixée sur un ordre de faits, rien n'est plus facile que d'augmenter le nombre des observations et d'en matérialiser les preuves, pour en déduire des corollaires.

Ainsi, il y a deux ans environ, j'ai pu, en assistant à quelques réunions de carabiniers suisses, badois, piémontais et belges, me convaincre que plusieurs membres de ces associations de tireurs étaient forcés d'épauler à gauche, à cause de la déviation de l'œil droit.

J'ai signalé, dès 1838, dans la *Gazette médicale de Paris* (1) l'histoire de M. C..., prêtre constitutionnel, tireur gaucher, pour cause de strabisme convergeant très-intense de l'œil *gauche*, qui, ayant reçu un coup de feu à l'œil droit, fut, par l'effet de la section du muscle droit interne, guéri du strabisme, et acquit ainsi la faculté de tirer de l'autre côté.

M. le cómte de B..., d'Orléans, que j'ai opéré d'un strabisme très-prononcé à droite, tirait très-habilement à gauche, mais ne pouvait toucher la cible en visant de l'œil droit ; aujourd'hui il vise aussi bien d'un œil que de l'autre.

Veut-on un fait plus concluant ?

Barbier, habile armurier de Blois, louche de l'œil droit, non-seulement il vise de l'œil gauche en tirant, mais il se sert encore de cet œil pour dresser et régler les fusils et carabines de ses pratiques. La plupart de ses armes sont peu sûres pour les droitiers, tandis que les gauchers s'en trouvent très-bien. Barbier a si bien reconnu l'exactitude de ce fait, qu'il s'est fait opérer du strabisme et règle convenablement ses armes de précision, tout aussi bien pour ceux qui

(1) Carron du Villards, *Mémoire sur les épanchements sanguins de l'œil et de ses annexes.* Paris, 1838.

épaulent à droite que pour ceux qui par goût ou par nécessité tirent à gauche.

J'ai dit plus haut que des spéculateurs avaient profité de l'opération du strabisme pour traiter à bon marché avec des remplaçants et les recéder fort cher, je devrais maintenant signaler quelques hommes indignes d'appartenir à notre profession, qui font des strabismes artificiels pour faire obtenir des exemptions militaires : *auri sacra fames....* Mais il est facile de reconnaître la manœuvre frauduleuse qui doit être classée dans la catégorie des mutilations volontaires en matière de recrutement, cas prévu par le Code pénal militaire de tous les pays.

Service de la cavalerie.

Dans toutes les variétés de l'arme de la cavalerie, où le soldat est obligé de faire, soit à pied, soit à cheval, usage de la carabine, l'individu atteint de strabisme de l'œil droit, se trouve dans les mêmes circonstances défavorables et contraires que le fantassin louche.

Mais le cavalier qui louche de l'œil gauche, quelle que soit la section de l'arme à laquelle il appartient, se trouve dans l'incapacité absolue d'être un cavalier parfait.

En veut-on la preuve? Que l'on se place en face d'un cavalier bien en selle, au repos, et qu'après lui avoir fait tirer son sabre, on lui commande de le remettre au fourreau; dans ce moment où tout cavalier doit légèrement tourner la tête en dedans et en bas, on verra que celui qui est atteint de strabisme convergeant à gauche, est non-seulement obligé d'exagérer ce mouvement, mais encore d'in-

cliner le tronc et de s'appuyer sur l'étrier correspondant ;
si le cheval est sensible aux aides, il quitte la position du
repos pour se reporter à droite, obéissant en cela à la puissance de l'aide, que l'usage lui a appris être une indication
pour se porter sur le côté opposé à celui où la jambe lui a
imprimé la pression convenable (1) et cela d'autant plus facilement, que l'inclinaison oblique du tronc et celle exagérée
de la tête, font subir au poignet et partant à la rêne corres-
pondante, un mouvement tout-à-fait en harmonie avec celui
de la jambe gauche, qui ne laisse plus aucun doute au cheval,
sur le mouvement qu'il doit exécuter.

Le cavalier louche aura d'autant plus de peine à remettre
son sabre au fourreau, que les allures de son cheval seront
plus rapides, et alors il multipliera ses efforts et augmentera
l'inclinaison de son corps ; pour y parvenir, il changera for-
cément la direction de la route de son cheval et portera du
trouble dans les rangs.

Tous ceux qui ont servi dans la cavalerie savent bien
qu'un cheval, qui appuie un peu vivement à droite, trans-
met ce mouvement à son voisin et ainsi de suite, et suffisam-
ment pour intervertir un ordre d'alignement.

Les cavaliers fortement louches de l'œil droit ont besoin
de sortir la tête du rang pour exécuter le commandement
d'*à droite alignement* ; ce qui est désagréable et gênant
pour un soldat, devient, pour un officier et un sous-officier,
un empêchement notable d'alignement de son peloton et
surtout à la manœuvre nécessaire, pour faire un changement complet par peloton demi-tour à droite. J'ai vérifié

(1) BAUCHER, *Méthode d'équitation basée sur de nouveaux principes*, p. 38.
Mons.

souvent ce fait, et je dois à l'aveu de plusieurs officiers et sous-officiers de cavalerie la confirmation de ce que j'avance.

Il n'y a pas longtemps, qu'assistant à la manœuvre d'un escadron de cavalerie hollandaise, je remarquai que dans les grandes conversions, au trot surtout, un escadron était toujours ou éparpillé ou refoulé sur lui-même. Pendant le repos, je m'approchai de la ligne et remarquai, non sans surprise, que le commandant en second l'escadron, le capitaine V. P...., louchait en dehors de la manière la plus déplorable. En général, les chefs de corps savent bien cela, et renvoient à la compagnie hors rang des soldats bien bâtis qui, à cause de leur strabisme, sont peu aptes au service. J'ai ainsi opéré, guéri et fait réintégrer à l'escadron cinq ou six des plus beaux hommes d'un régiment de cuirassiers en garnison à Provins, faisant partie de la compagnie hors rang.

Dans l'artillerie de campagne, c'est le troisième servant de gauche qui pointe; s'il est louche de cet œil, il sera mauvais pointeur; il se trouve dans la même position que le fantassin privé de l'usage de l'œil droit, mais au moins il peut pointer avec l'autre œil.

Dans la marine, les instruments d'optique et d'observation sont arrangés pour l'œil droit, et dans quelques positions spéciales, il est très-difficile de changer d'œil, surtout quand la main gauche est occupée, soit à une manœuvre, soit à maintenir le corps en équilibre par un gros temps.

M. D...., officier de la marine française; Jean Wetzel, timonier de première classe à bord de la frégate hollandaise *le Rhin*, et Schrynder, capitaine d'un bateau pilote de Brielle, m'ont fourni des exemples et des preuves remarquables de ce que j'avance ; car tous trois, atteints de strabisme convergent exagéré de l'œil droit, ne pouvaient avec cet œil se servir du sextant et des longues vues, faculté qu'ils ont acquise par l'opération du strabisme.

Il me reste un dernier point à examiner, c'est l'influence morale que le strabisme exerce sur la position des militaires.

Il est malheureusement reconnu que dans toutes les classes de la société, même les plus éclairées, on est toujours disposé à se moquer des imperfections physiques des individus, comme s'ils n'avaient pas assez du malheur de leur difformité, sans l'augmenter par des moqueries ou des quolibets.

Mais ce qui n'est qu'un inconvénient dans la vie ordinaire devient souvent, dans la carrière militaire, la source d'accidents graves, d'actes d'insubordination, d'injures, que les codes militaires de tous les pays punissent avec une grande rigueur.

Quand un simple soldat est louche, surtout lorsqu'il est nouvelle recrue, il devient la risée de la chambrée, et les sobriquets ne lui font point défaut, jusqu'à ce qu'il ait corrigé les mauvais plaisants. De là des querelles sans nombre.

Si le louche est un sous-officier, on le qualifie à tout moment à demi-voix et par derrière de méchant bigle, etc. Et quoique le code militaire n'ait pas admis la culpabilité de cette sorte d'injure, elle en provoque d'autres qui tombent dans le domaine de ce code.

J'ai opéré, il y a quelques années, en présence de plusieurs médecins de Paris, chez M. le marquis de la Rochejacquelein, un sous-officier de dragons, au sortir d'un conseil de guerre, où il venait d'assister à la condamnation d'un brigadier de son escadron qu'il avait été chargé de conduire au cachot. Le brigadier lui avait dit d'un air narquois : *Maréchal-des-logis, vous pouvez me mettre au cachot, vous en avez le droit, mais je vous défends de me regarder comme cela;* et ce disant, il se procurait un strabisme artificiel pour vexer son supérieur atteint de cette difformité. De là réponse énergique du sous-officier; soufflet donné par le subalterne; rapport, condamnation. Tout cela pour une petite difformité.

M. le chevalier de C..., sous-lieutenant en premier aux chevaux-légers de Piémont, officier plein d'avenir, fut mis à la retraite pour avoir dit, en présence du corps d'officiers, à M. le comte de G...., son colonel, le plus fort louche de l'armée sarde : *Vous me regardez toujours de travers, quoique je puisse faire.*

M. le marquis de St-A..., officier au régiment des gardes et ancien page de S. M. le roi de Sardaigne, était affecté d'un des strabismes convergents les plus prononcés que j'ai rencontrés dans ma vie. Cet officier distingué avait déjà eu plusieurs désagréments au sujet de sa difformité. Je l'ai opéré avec succès et S. M. le roi de Sardaigne a daigné me féliciter sur le beau résultat de l'opération que j'avais obtenu.

Que de duels plus ou moins malheureux n'ont pas eu d'autres causes que les plaisanteries provoquées par le strabisme!!

CHAPITRE II.

Influence du strabisme sur la profession dramatique.

Le strabisme, quelque soit sa forme, influe singulière-
ment sur l'harmonie et l'expression de la face. Quand il est
convergent, il donne au regard une physionomie particu-
lière, manquant de fermeté et de franchise, que l'on rencontre souvent dans quelques races et que M. de Lamartine
a stigmatisé dans ce vers (1) :

> Où l'amour est un piége et la pudeur un fard,
> Où la ruse a faussé le rayon du regard.

Quand, au contraire, l'œil louche en dehors, il imprime
à la face en général une expression d'incertitude et de niaiserie que l'on rencontre souvent en permanence chez les
ivrognes de profession, et quelquefois momentanément chez
quelques personnes surprises accidentellement par l'action
des liquides alcooliques.

Or, comme il n'y a pas de profession au monde qui
demande plus d'assurance et d'expression dans le regard
que celle du théâtre, j'ai facilement compris comment les
diverses espèces de strabisme avaient pu gêner et même
arrêter complétement la carrière dramatique de quelques
personnes atteintes de cette difformité.

Abordons les faits : Mlle B...., de Grenoble, douée

---

(1) *Child-Harold*, dernier chant.

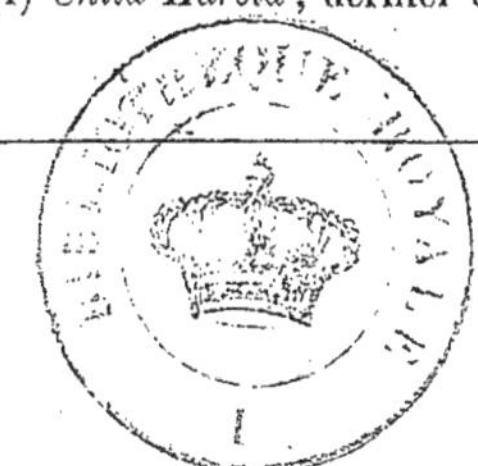

de la plus belle voix , mais atteinte d'un strabisme convergent aux deux yeux, eût été une sublime Desdemona ou une ravissante Juliette sans son affreux regard. *Ah ! disait-elle, si je pouvais chanter derrière le rideau, combien je serais heureuse! mais à peine abordé-je la rampe, que tout le monde me regarde, chuchotte, et alors je perds la tête!*

Un brillant mariage a fini son supplice, mais n'a pas détruit ses regrets de n'avoir pas les yeux droits.

Mad. de B...., fille d'un officier de fortune de l'empire, mort au champ d'honneur, a été élevée à la maison royale de St.-Denis. A dix-huit ans, elle sortit de pension, n'ayant pour toute fortune et tout avenir que sa jeunesse, sa beauté et une voix de la plus grande puissance, mais toutes ces brillantes qualités étaient balancées par un accident ; Mlle F... louchait excessivement en dehors, et ne pouvait passer pour incontestablement belle que vue de profil à gauche.

Plusieurs fois elle avait cherché à utiliser son talent en prenant la carrière dramatique ; mais sa difformité la rendait d'autant plus timide, qu'elle donnait à sa physionomie une expression de niaiserie plus pénible encore, parce qu'elle n'était pas méritée. Mlle F..., forcée de renoncer à la carrière dramatique, suivit celle des concerts. Ce fut en donnant une soirée musicale à Dunkerque, que sa jeunesse, sa beauté, son talent, émurent un vieux loup de mer, corsaire enrichi dans les courses de l'Inde, qui la supplia d'accepter, en même temps que sa main et ses cheveux blancs, une belle fortune, laquelle lui a permis d'échanger deux ans après, son voile de veuve contre une couronne de baronne, surmontée d'un blason qui figure le plus honorablement dans l'armorial nobiliaire de la vieille France, et porté par un homme jeune, beau et bien élevé.

Mais toutes les chanteuses, qu'un excès de strabisme a éloignées de la scène, ne finissent point ainsi. Les nababs sont rares!

Mlle A. D...., douée d'un beau talent, a échoué au théâtre à son début; car la nature de son strabisme ayant fait croire à une légère dose d'ébriété, elle fut sifflée à outrance et dégoûtée pour toujours de toute épreuve de cette nature. Mlle A. D.... est aujourd'hui maîtresse de chant et de piano dans une des premières institutions religieuses de France.

Une petite Israélite du Gymnase enfantin de Paris, douée d'une aptitude remarquable, qui fait pressentir une nouvelle Rachel, se présenta à mon dispensaire à Paris un jour en pleurant : *On ne veut plus de moi au Gymnase*, me dit-elle, *car je louche tellement, que lorsque j'entre en scène, les petits garçons me rient au nez et me font perdre contenance : si vous ne pouvez pas m'opérer, je serai bien malheureuse; car j'aime beaucoup la profession à laquelle je me destine.*

Une opération heureuse a dissipé ses alarmes, et peut-être un jour aurai-je mes entrées gratuites aux représentations d'une grande comédienne, pour avoir contribué à l'œuvre de sa profession.

CHAPITRE III.

Influence du strabisme sur diverses autres professions.

Ce que nous avons dit de l'influence du strabisme sur la carrière dramatique, se rattache aussi à toutes les professions où il faut se poser en face du public, comme orateur profane ou sacré, comme avocat ou professeur.

Pour être ordonné prêtre dans l'Église catholique, apostolique et romaine, il faut être exempt de toute difformité corporelle. La présence de l'une d'elles se nomme une irrégularité, dont le candidat doit obtenir une dispense : celle-ci est tantôt du ressort du prélat diocésain, tantôt il faut recourir au Saint-Père lui-même pour obtenir l'autorisation de passer outre à l'ordination.

La perte de l'œil gauche appartient à cette dernière catégorie, parce que, pendant les paroles sacramentelles de la consécration des espèces, l'officiant doit lire la formule sur le missel. Or, la plupart des louches de l'œil gauche ne pouvant accomplir ce devoir, ils sont considérés comme privés de cet œil, et partant forcés de demander la dispense de cette infirmité.

C'est pour cette raison que j'ai opéré un certain nombre de postulants au sacerdoce, et que leur exemple a été suivi par des prêtres français, italiens, luxembourgeois, prussiens et hollandais, déjà ordonnés. Plusieurs de ces candidats avaient fait leurs études à Namur, dont le vénérable évêque lui-même a été forcé dans sa jeunesse de demander une dispense pour cause de strabisme. Sa Grandeur les a félicités du succès de leur opération, en exprimant le regret que son âge avancé ne lui permît plus d'en éprouver le bénéfice.

M. B..., de Brielle (Hollande), candidat en théologie, est doué d'un des plus beaux talents d'improvisation; mais il craint de parler en public, il hésite parce qu'il louche en dehors et qu'il croit que tout le monde se moque de lui: Depuis que je l'ai opéré, il parle sans appréhension, et le culte réformé aura bientôt un prédicateur d'une éloquence bien remarquable.

M. H...., homme de lettres de Paris, neveu d'une des gloires du barreau français, se destinait à la peinture historique; mais il ne tarda pas à s'apercevoir qu'un double strabisme, dont il était atteint, lui faisait, malgré lui, donner une inclinaison vicieuse à tous ses dessins, au point d'être forcé de renoncer à cette étude.

M. Pétronilla, peintre de portraits à Turin, affecté de double strabisme convergent, était forcé de bander un de ses yeux pour travailler convenablement; sans cette précaution, ses portraits étaient obliques. Depuis l'opération que je lui ai pratiquée, il y a deux ans, il se sert de ses deux yeux pour travailler.

M. Hussenot, de Metz, fils d'un peintre distingué, et lui-même artiste plein d'avenir, était atteint d'un strabisme convergent de l'œil droit, qu'il était obligé de fermer quand il voulait peindre avec succès, surtout ce qui avait rapport à la perspective. Je lui ai pratiqué, en 1842, l'opération du strabisme, et aujourd'hui M. Hussenot nous promet un peintre de batailles distingué.

Anne R..., grande et belle personne, est entrée de son plein gré dans l'ordre monastique de la Doctrine-Chrétienne, spécialement destiné à l'enseignement des petites filles du peuple. Anne était très-louche; elle s'est fait opérer moins par coquetterie et par respect humain que parce que, malgré sa vocation, sa profession et sa piété, elle éprouvait un serrement de cœur, chaque fois qu'une petite fille mise en pénitence se vengeait de sa correction en l'appelant par derrière méchante louche.

J'ai opéré dans les départements de la Meurthe, de la Moselle, dans le grand-duché de Luxembourg, plusieurs instituteurs strabiques qui n'avaient pas d'autres motifs que ceux allégués par la sœur Anne.

Hus, de Nancy, est apprenti-barbier; mais il louche tellement qu'il a de la peine à trouver des pratiques pour faire son apprentissage; sa difformité était si choquante, que lorsqu'il allait chaque samedi faire ses premières armes sur la barbe des pauvres insensés de l'hôpital de Maréville, la plupart ne voulaient pas confier leur figure au rasoir du Figaro en herbe; plusieurs même le lardaient de quolibets plus ou moins poignants pour le pauvre garçon.

Hus est depuis longtemps opéré avec succès, et ne trouve plus d'obstacles à l'exercice de sa profession.

J'ai vu et opéré un grand nombre de personnes qui se trouvaient dans l'impossibilité de se servir de l'œil strabique pour exercer leur profession, surtout ceux qui doivent employer des instruments de précision, comme les géomètres, les arpenteurs, les employés des télégraphes, et les conducteurs des ponts-et-chaussées.

Beaucoup de graveurs, ciseleurs, horlogers, fabricants

d'instruments de mathématique, ne pouvaient se servir de l'œil dévié même en l'armant d'une loupe : tous ceux-là ont acquis la faculté de se livrer à l'exercice de leur profession avec l'œil opéré.

Je pourrais multiplier les citations pour la médecine, la chirurgie, mais c'est une arche sainte qu'il faut respecter : ne touchons pas à la reine !

De tous ces faits, il résulte que l'opération du strabisme peut et doit être considérée, ainsi que je l'ai dit, comme exerçant une influence physique et morale sur bien des individus et sur un grand nombre de professions.

Puisse le corps savant auquel je soumets ces esquisses les considérer comme un témoignage non équivoque du prix que j'attache à son suffrage.

Dr Carron du Villards.

EXTRAIT D'UN COMPTE-RENDU

DE

SEPT CENTS OPÉRATIONS DE STRABISME,

PRATIQUÉES

à Nancy, Metz et Luxembourg.

—————

« Mais avant d'entreprendre le compte-rendu de ces sept
« cents opérations de strabisme, nous devons faire connaître
« les efforts faits par M. CARRON DU VILLARDS pour simplifier
« le mécanisme de cette opération : tandis que d'autres chi-
« rurgiens s'évertuaient à la rendre complexe et surchargée
« d'un luxe d'instruments et d'aides pour la plupart inutiles,
« et qu'il faut au moins trois aides aux autres opérateurs, M.
« CARRON n'en a besoin que d'un seul, et encore le premier
« venu peut-il remplir cette fonction.

« Dans les premières opérations pratiquées par n'importe
« quelle méthode, l'assujettissement des paupières était ob-
« tenu par des crochets mousses portant sur la face interne
« des paupières : tous les malades affirmaient d'un commun
« accord que leur application était plus douloureuse que l'opé-

«ration elle-même ; parce que, ou les aides pressaient trop
«sur les instruments contentifs, ou le malade en faisant des
«efforts pour leur échapper, faisait trop brider les paupières,
«efforts presque toujours suivis de contusions, d'infiltration
«et d'échymoses.

«Depuis longtemps (1840), M. CARRON DU VILLARDS
«a supprimé les crochets ; un petit instrument à ressort, in-
«venté par le docteur KELLEY, son élève, se maintient par
«sa propre élasticité, remplit bien mieux le but désiré et
«débarrasse de deux aides. Quels que soient les mouvements
«faits par le malade, non-seulement il ne peut échapper à
«l'action de l'instrument, mais encore il lui est impossible
«d'en modifier l'effet.

«Une autre condition très-importante de cette opération,
«que l'on doit encore à M. CARRON DU VILLARDS, c'est d'avoir
«placé le malade dans une position telle qu'il ne puisse faire
«aucun mouvement capable de gêner l'opérateur et de com-
«promettre l'opération : il suffit pour cela de faire asseoir le
«malade sur une chaise, et de lui faire poser les pieds sur
«une chaise placée vis-à-vis de lui et de la même hauteur
«que celle sur laquelle il est assis.

«Toutes les personnes opérées du strabisme par le pro-
«cédé de M. CARRON DU VILLARDS, s'accordent à reconnaître
«que cette opération est plus désagréable que douloureuse.

«Tous ceux qui l'ont subie pour un œil, s'y soumettent
«volontiers de nouveau, s'il est nécessaire, d'opérer un
«second œil.

«*Procédé opératoire*. Le malade étant placé sur deux
«chaises, comme nous l'avons dit plus haut, et les pau-
«pières étant fixées par le dilateur de KELLEY, M. CARRON

«DU VILLARDS, au moyen d'une érigne très fine et d'une pince
«à dents de souris, forme un pli transversal à la conjonc-
«tive qu'il ouvre d'un coup de ciseaux. Presque toujours
«du premier coup il arrive sur le muscle qu'il soulève avec
«un crochet de son invention et qu'il incise sans provoquer
«de perte de substance; à peine le muscle est-il incisé que
«l'œil se redresse : on porte encore une fois le crochet pour
«s'assurer qu'aucune des fibres n'a échappé : on enlève le
«contentif, et l'opération est terminée.

«Comme on le voit, M. CARRON DU VILLARDS évite tout
«décollement; il ne tailladait pas la conjonctive comme plu-
«sieurs opérateurs le font: pratique presque toujours suivie
«d'accidents, de difformités produites par des cicatrices vi-
«cieuses.

«Pour tout pansement, on place sur l'œil un tampon de
«coton cardé, assujetti par une compresse et une bande,
«appareil qu'on laisse en place pendant quarante - huit
«heures (1).»

«Maintenant, mettant de côté tout ce qui a rapport à la
«beauté du visage et à l'harmonie des traits de la face et du
«regard, considérons les résultats de cette opération sous
«le rapport de l'imperfection de l'organe, imperfection bien
«établie par des tables statistiques et des observations, des-
«quelles il résulte que la plupart des strabiques voient très-
«mal de l'œil qui louche, que le strabisme soit convergent,
«divergent ou rotatoire.

«L'opération fournit la preuve de ce que nous avançons;

(1) Compte-rendu de sept cents opérations de strabisme, pratiquées à
Nancy, Metz et Luxembourg. Page 4. (Nancy chez Raybois et Grimblot.
1843.

«car la plupart des personnes opérées ne pouvaient lire que
«les titres des journaux, écrits avec de grosses lettres, et quel-
«ques jours après l'opération, souvent une heure après, elles
«pouvaient lire les caractères du corps du journal. La per-
«sistance d'un strabisme convergent très-prononcé entraîne
«presque toujours avec lui la déviation de la tête et sou-
«vent le raccourcissement ou la contracture du muscle du
«sterno-cleïdon-mastoïdien. Nous avons surtout noté à
«Nancy, Metz et Luxembourg, des faits de redressement de la
«tête, très-marqués à la suite de l'opération. Plusieurs enfants
«avaient la tête tellement inclinée qu'il avait été question
«chez plusieurs de couper quelques faisceaux du muscle sus-
«nommé.

«On aurait difficilement expliqué l'amélioration de la
«vision après l'opération du strabisme, si M. CARRON DU
«VILLARDS n'avait rappelé les belles expériences de sir HÉ-
«VÉRARD HOME, sur les modifications diverses que la cornée
«subit sous l'influence des tractions des muscles oculo-mo-
«teurs.

«Il résultait de ces expériences prouvées par des formules
«algébriques :

«1° Que la cornée est élastique; que, quand elle est étirée,
«elle peut s'allonger de $1/11^m$ de son diamètre, et qu'aban-
«donnée à elle-même, elle revient à sa première grandeur;

«2° Que les tendons des quatre muscles droits se conti-
«nuent jusque sur les bords de la cornée, se terminent sur
«sa face externe, et par conséquent que leur action doit
«étendre ses bords;

«3° Que lorsque l'œil change son foyer, adopté à une
«grande distance, la figure de la cornée change visiblement

«et devient plus convexe, et quand l'œil est adapté à des
«rayons parallèles, le changement, par lequel la cornée est
«renvoyée à son premier état, est également visible.

«Maintenant la contraction des muscles qui produit le
«strabisme, produisant un étirement de la cornée, il est
«facile d'expliquer comment la vue se trouve immédiate-
«ment modifiée après sa section.

«D'un autre côté, il faut bien reconnaître que l'œil étant
«un instrument de dioptrique, il a besoin de toute sa recti-
«tude pour agir convenablement : la rétine joue aussi son
«rôle, mais il est moins grand qu'on ne le croit, puisque la
«vue revient immédiatement sans essai. »

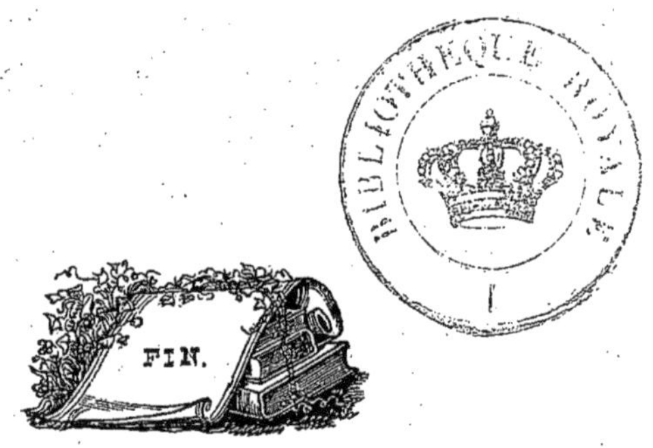